I0721077

Capítulo 1: Depressão e suas causas

A depressão é um mal que se configura como transtorno psicológico, e sua origem está em uma ampla variedade de fatores. Esses podem incluir eventos estressantes presentes na vida cotidiana, tais como perda do emprego ou morte de pessoas queridas; bem como traumas emocionais e fisicos; predisposição genética ao problema e outros distúrbios mentais subjacentes à equação da questão. O quadro patológico revelado pela presença dos diversos elementos causadores acima citados evidencia a falta comprovada de uma única causa atuante para o surgimento deste tipo específico de sofrimento humano: Na verdade, trata-se sim dessa complexa interação entre circunstâncias experimentadas pelo indivíduo afetado no decorrer dos acontecimentos por ele vividos durante toda sua existência terrena até os dias mais recentes quando inicia o processo sintomático característico da doença. A condição conhecida como depressão pode ser descrita como uma manifestação altamente complexa e multifacetada, com a verdadeira causa raiz permanecendo em grande parte elusiva para os especialistas neste campo. No entanto, extensas investigações conduzidas ao longo do tempo levaram especialistas a postular que vários fatores podem contribuir para desencadear ou exacerbar esse processo patológico. Tais elementos podem envolver predisposições genéticas herdadas transmitidas pelos pais ou parentes próximos; influências biológicas relativas à função cerebral impulsionadas por processos químicos mediados por neurotransmissores; experiências ambientais proeminentes encontradas ao longo do passado. ou presente de um indivíduo afetando o bem-estar mental; e traços psicológicos inerentes à personalidade - incluindo traumas emocionais atribuíveis a eventos adversos anteriores sofridos anteriormente. Estudos científicos têm apontado que a depressão é uma condição psicológica resultante de um desequilíbrio nos neurotransmissores, que são substâncias químicas utilizadas pelas células para se comunicarem. No entanto, vale destacar que esses testes não conseguem oferecer uma perspectiva completa acerca das causas da doença em questão. Dessa forma, observa-se também a existência de tipos específicos e frequentemente recorrentes dentro de algumas famílias como evidência clara do componente genético envolvido no seu desenvolvimento.

depressão é resultado de certos genes que interagem com diversos fatores ambientais. que a depressão pode ocorrer em famílias, o que sugere um papel dos fatores genéticos na predisposição à doença. Pessoas com parentes de primeiro grau que têm depressão têm maior probabilidade de desenvolvê-la. A depressão está associada a desequilíbrios nos neurotransmissores do cérebro, como serotonina, noradrenalina e dopamina, que são responsáveis pela regulação do humor, sono, apetite e estresse. Essas alterações químicas podem contribuir para o desenvolvimento da depressão. Além disso, certas condições médicas como distúrbios da tireoide, deficiências nutricionais, doenças crônicas e desequilíbrios hormonais também podem estar relacionadas ao desenvolvimento da depressão. Eventos estressantes ou traumas emocionais, perda de entes queridos e experiências adversas como abuso físico, emocional ou sexual podem desencadear a depressão em algumas pessoas. Fatores ambientais como condições socioeconômicas desfavoráveis, estresse no trabalho, isolamento social e falta de apoio emocional também podem contribuir para o desenvolvimento da depressão. Certos traços de personalidade como baixa autoestima, perfeccionismo e tendência a preocupações.

Capítulo 2: Sintomas da depressão:

Físicos:
- Fadiga
- Insônia
- Dores de cabeça

Mentais:
- Sentimentos de tristeza
- Perda de interesse pelas atividades cotidianas
- Mudanças no apetite e no peso

Comportamentais:
- Isolamento social
- Comportamento impulsivo
- Pensamentos suicidas

Capítulo 3: Os males da depressão no corpo humano

A depressão é uma doença complexa que afeta negativamente o corpo humano de várias maneiras, causando males físicos e psicológicos. O seu impacto na saúde do indivíduo envolve sintomas como: **fadiga crônica, dor muscular constante, alterações no sono e apetite, além de provocar problemas gastrointestinais e até mesmo levar a riscos cardiovasculares.** Ainda mais preocupantes são as consequências emocionais da depressão para os pacientes afetados por essa condição debilitante: **baixa autoestima; perda total ou parcial das emoções positivas necessárias à vida diária; bem como sentimentos persistentes de tristeza profunda ou inadequação social.** É fundamental buscar ajuda médica se você estiver enfrentando quaisquer dessas questões para evitar um possível quadro clínico grave em decorrência dessa enfermidade limitadora!

A condição conhecida como depressão pode acarretar uma multiplicidade de consequências negativas no organismo humano, que se estendem para além do impacto emocional primordial. De fato, é possível observar efeitos nocivos em várias áreas importantes da saúde física e psicológica dos indivíduos acometidos por essa desagradável patologia mental.

De forma mais específica, podemos destacar um comprometimento considerável no funcionamento adequado do sistema nervoso central - com sintomas preocupantes como: **cansaço excessivo (fadiga), dificuldades temporárias para dormir regularmente (insônia) ou até mesmo problemas perceptíveis de concentração corriqueira ou perda parcial da memória eficiente.**

Adicionalmente aos prejuízos cognitivos citados anteriormente, existe ainda uma relação claramente documentada entre o estado depressivo posterior à manifestação desta doença crônica potencializada pelo risco progressivamente crescente ao surgimento eventual das seguintes enfermidades ligadas direta e indiretamente à função cardiovascular: **pressão arterial elevada anormal formando quadro diagnóstico completo sob nome médico hipertensão; distúrbios cardiológicos diversos capazes de originarem arritmias danosas, infartos violentos** Dentro de outras falhas graves, a incidência aumentada de eventos isquêmicos cerebrais pode reproduzir lesões cerebrais integrais, resultando no diagnóstico de DIBAU, que se refere a acidentes vasculares cerebrais agudos e ataques de isquemia cerebral. Além disso, a depressão pode afetar o sistema imunológico, aumentando a suscetibilidade a infecções e doenças. Também pode afetar o sistema endócrino, levando a alterações nos níveis hormonais que podem impactar o metabolismo, os padrões de sono e a resposta ao estresse. A depressão também pode estar associada a **distúrbios gastrointestinais, como síndrome do intestino irritável, dor abdominal e distúrbios alimentares**. Além disso, aumenta a percepção da sensibilidade à dor relacionada a condições crônicas, como enxaqueca, dores musculares e dores nas articulações. Estes são apenas alguns exemplos dos efeitos da depressão no corpo humano. É importante notar que a depressão é uma condição complexa que não afeta apenas os estados emocionais, mas também o funcionamento físico e o bem-estar geral. O tratamento adequado para a depressão visa não apenas aliviar os sintomas emocionais, mas também minimizar os impactos negativos na saúde corporal.

Capítulo 4: Será que estou sofrendo de depressão?

Identificar a depressão em alguém pode ser difícil porque os sintomas variam de pessoa para pessoa e podem ser confundidos com outros problemas de saúde mental ou física. Outros sintomas da depressão podem incluir uma diminuição na energia física, insônia ou excesso de sono, perda ou ganho significativo no peso corporal sem explicação aparente e sentir-se inseguro quanto ao futuro. Algumas pessoas também experimentam pensamentos negativos recorrentes sobre si mesmas ou estão mais irritáveis do que o normal. Devemos lembrar que é importante consultar um profissional qualificado para diagnosticar adequadamente qualquer problema médico ou psicológico. Se você está preocupado com alguém próximo a você sofrendo de depressão, pode ser útil observá-lo cuidadosamente por alguns dias enquanto presta atenção em seus comportamentos diários e emoções exibidas durante as atividades cotidianas. A partir dessas observações iniciais feitas pelos amigos próximos podemos buscar ajuda junto às instituições médicas especializadas em saúde mental! Além disso, a perda de interesse ou prazer em atividades que antes eram prazerosas é outro sinal característico da depressão. Alterações no apetite e no peso também podem ser observadas à medida que ocorrem mudanças significativas na massa corporal. Distúrbios do sono, como insônia ou sono excessivo, são frequentemente associados à depressão, juntamente com sentimentos de fadiga e falta de energia. Dificuldade de concentração, tomada de decisões e problemas de memória podem persistir para aqueles que sofrem dessa condição debilitante - tudo juntamente com sentimentos intensos de inutilidade à espreita dentro deles. Pensamentos repetitivos de morte ou suicídio muitas vezes atormentam indivíduos que lutam contra a depressão.

Capítulo 5: Depressão infantil

A depressão infantil é um transtorno psicológico que acomete crianças e adolescentes. Manifesta-se através de vários sintomas, tais como tristeza persistente, falta de interesse em atividades anteriormente agradáveis, irritabilidade, dores de cabeça frequentes, mudanças rápidas nas mudanças de humor ao lado de birras excessivas ou derretimentos. Crianças que sofrem de depressão infantil também podem experimentar dor abdominal crônica levando à perda ou ganho de peso devido ao apetite afetado. Eles podem ter dificuldades para dormir à noite, mas acabam excessivamente sonolentos durante o dia, resultando em desempenho escolar inadequado acompanhado de diminuição do estado de alerta e da capacidade de atenção. Outros sinais podem incluir o medo da separação dos pais ao longo das tendências de abstinência - particularmente indicativo quando eles não mostram mais entusiasmo por passar tempo com os amigos, voltar a urinar na cama e ideias de suicídio ou pensamentos de morte. O processo de diagnóstico da depressão em crianças inicia com uma avaliação física detalhada. É importante lembrar que diversas doenças, viroses e medicamentos podem apresentar sintomas semelhantes ao quadro clínico da depressão infantil. Nesse sentido, o profissional médico irá, meticulosamente, investigar a data do surgimento dos sinais indicativos do transtorno emocional na criança, bem como sua persistência temporal e intensidade em busca das evidências necessárias para confirmar esse diagnóstico específicos atinentes à saúde mental dela. Além disso, pode-se perguntar se a criança já apresentou tais sintomas e qual tratamento foi realizado. As doenças podem se manifestar de formas variadas; Por exemplo, um indivíduo pode tornar-se apático, enquanto outro pode apresentar sinais de agitação ou irritabilidade. Embora não existam testes definitivos disponíveis para diagnosticar a depressão, existem certas características distintivas que facilitam o diagnóstico preciso.

Se uma doença física for descartada, o médico deve considerar encaminhar a criança a um psicólogo ou psiquiatra. Esses profissionais determinarão qual curso de tratamento é mais adequado para seu caso único - se é psicoterapia, medicação ou alguma combinação deles. Embora a eletroconvulsoterapia possa ser tipicamente restrita para uso em casos infantis e reservada apenas como uma medida excepcional, há certas circunstâncias em que essa abordagem também pode se mostrar adequada - particularmente quando confrontados com condições mais graves ou pacientes que apresentam intolerâncias aos medicamentos tradicionais. Realizado em ambiente clínico e empregando anestesia geral, esse procedimento envolve a administração de choques elétricos aos pacientes. No entanto, seu uso generalizado tem sido recebido com controvérsia significativa devido a preocupações com a aplicação indiscriminada. Além disso, é essencial ressaltar que a depressão pode se manifestar de forma diferente na vida adulta do que na infância. É um fato validado no mundo da psicologia que a depressão infantil pode ter efeitos profundos e de longo alcance no desenvolvimento emocional, social e acadêmico. Além disso, um início precoce de sintomas depressivos pode aumentar significativamente a probabilidade de encontrar problemas de saúde mental na idade adulta. É de extrema importância que os pais, cuidadores e professores estejam atentos a esses sinais reveladores e procurem prontamente ajuda profissional se suspeitarem que uma criança pode estar sofrendo de depressão. Um psicólogo infantil certificado, psiquiatra ou outro profissional de saúde mental qualificado pode avaliar a situação de forma eficaz, bem como diagnosticar quaisquer casos potenciais de depressão, a fim de oferecer um plano de tratamento adequado às necessidades do indivíduo - que pode incluir técnicas terapêuticas, alterações no ambiente familiar ou potencialmente medicação em determinadas circunstâncias. A intervenção precoce é de extrema importância no que tange ao tratamento da depressão em crianças, sendo essencial contar com o apoio tanto do núcleo familiar quanto escolar visando garantir um bem-estar pleno para a pequenada. É fundamental ter consciência acerca desse transtorno emocional infanto-juvenil e buscar profissionais habilitados para estar junto das crianças afetadas por esse problema tão delicado. Dessa forma se assegura todo amparo necessário aos menores durante seu processo de recuperação rumo à uma vida saudável e equilibrada. É de extrema importância a prevenção da depressão em indivíduos jovens, devido ao fato de que a adolescência e o início da vida adulta são períodos propícios para vários transtornos mentais, incluindo sintomas depressivos. Para alcançar esse objetivo, existem várias estratégias capazes de auxiliar na prevenção dessa condição nessa faixa etária:

1. Educação e sensibilização - promover a compreensão sobre o bem-estar mental e destacar o significado em torno do autocuidado emocional pode auxiliar significativamente os jovens no reconhecimento de sinais iniciais indicativos de depressão. Tais ações os incentivarão a buscar apoio quando necessário.

2. Para promover o bem-estar dos jovens, é essencial criar um ambiente de apoio tanto na esfera familiar quanto escolar. A implementação de medidas que visem ao fornecimento de suporte social e emocional pode resultar em uma significativa redução nos níveis do tão prejudicial estresse entre essa faixa etária, além disso, também tem potencial para fortalecer a resiliência diante das mais diversas adversidades que se possam enfrentar durante esse período da vida.

3. O processo de desenvolvimento das habilidades necessárias para enfrentar situações desafiadoras pode ser altamente benéfico quando se trata da educação juvenil. Nesse sentido, é crucial que eles aprendam habilidades saudáveis voltadas a lidar com adversidade - como a resolução eficiente de problemas, uma comunicação clara e objetiva e o gerenciamento adequado do estresse, já que isso não só lhes ajudará em suas relações interpessoais na atual fase de vida, mas também os preparará adequadamente para as demandas futuras da idade adulta.

4. Para promover o bem-estar dos jovens, é essencial criar um ambiente de apoio tanto na esfera familiar quanto escolar. A implementação de medidas que visem ao fornecimento de suporte social e emocional pode resultar em uma significativa redução nos níveis do tão prejudicial estresse entre essa faixa etária, além disso, também tem potencial para fortalecer a resiliência diante das mais diversas adversidades que se possam enfrentar durante esse período da vida.

5. O processo de desenvolvimento das habilidades necessárias para enfrentar situações desafiadoras pode ser altamente benéfico quando se trata da educação juvenil. Nesse sentido, é crucial que eles aprendam habilidades saudáveis voltadas a lidar com adversidade - como a resolução eficiente de problemas, uma comunicação clara e objetiva , já que isso não só lhes ajudará em suas relações interpessoais na atual fase de vida, mas também os preparará adequadamente para as demandas futuras da idade adulta.

6. É de extrema importância identificar e abordar o estresse, bullying, abuso ou outras situações negativas em seus estágios incipientes, pois essa medida proativa pode ser um impedimento significativo contra o início da depressão.

7. Além disso, é de suma importância conceder aos jovens acesso a recursos de saúde mental, como consultas psicológicas, sessões de terapia refinadas e tratamento especializado, a fim de ajudá-los efetivamente a navegar pelos obstáculos emocionais e, ao mesmo tempo, prevenir quaisquer complicações potenciais relacionadas ao seu bem-estar cognitivo A fim de evitar que a depressão afete os jovens, é fundamental que exista uma parceria entre a família, escola, profissionais da saúde e comunidade para criar um ambiente favorável ao bem-estar emocional dos mesmos. Adicionalmente, torna-se imprescindível oferecer suporte adequado nos períodos em que estes indivíduos enfrentam situações desafiadoras no campo das emoções.

Capítulo 6: O impacto da depressão no cérebro

Se não tratada, a depressão recorrente pode levar a danos cerebrais em certos indivíduos. volume das regiões responsáveis pelo processamento emocional e pela tomada de decisão. Além disso, observa-se uma diminuição na conectividade funcional entre essas áreas. Pesquisas têm mostrado que a depressão crônica pode levar a alterações no cérebro, como a redução do volume de áreas responsáveis pelo processamento emocional e pela tomada de decisões. Além disso, há evidências de diminuição da conectividade funcional entre essas regiões. Atividade cerebral reduzida, mudanças na atividade neural em áreas específicas do cérebro e flutuações nos níveis de funcionamento dos Neurotransmissores como a serotonina. Essas mudanças podem atrapalhar uma pessoa a controlar suas emoções, pensamentos e comportamentos. Isso pode causar problemas de memória, concentração e tomada de decisões. Além disso, quem sofre com depressão crônica está mais propenso a desenvolver outras doenças mentais como ansiedade ou transtornos na personalidade.

Nem todas as pessoas com depressão recorrente têm danos cerebrais. O tratamento certo pode ajudar a evitar ou diminuir os efeitos ruins. As opções incluem terapia, remédios antidepressivos, mudanças no modo de vida e apoio emocional. Sendo assim, é indispensável que indivíduos com um histórico de depressão procurem o auxílio profissional necessário para avaliar a sua atual situação e garantir uma análise precisa do seu quadro clínico. Além disso, tal ajuda resultaria na elaboração de um tratamento terapêutico adequado à necessidade desse paciente em específico.

O início precoce da investigação dos sintomas associados ao transtorno combinado à adesão plena do indivíduo às orientações médicas pode evitar a piora progressiva das manifestações psicológicas e diminuir os danos neurológicos prováveis por conta deste mal-estar emocional persistente.

Capítulo 7: Fatores de risco para danos cerebrais na depressão

Existem diversos elementos que podem influenciar drasticamente no desenvolvimento de danos cerebrais associados à depressão, tais como, A duração da depressão:

1. Quanto mais tempo um indivíduo suporta a depressão crônica, mais suscetível ele está a sofrer alterações cerebrais.
2. A gravidade da depressão é um assunto de suma importância a ser considerado. A condição clínica caracterizada por sentimentos persistentes e intensos de tristeza pode estar relacionada com um perigo crescente de prejuízos associados à função cerebral, os quais podem afetar diversos aspectos do bem-estar mental e físico dos indivíduos em questão. É fundamental compreender as implicações negativas que uma forma mais severa desta enfermidade pode acarretar para o organismo humano ao longo prazo, visto que sua intercorrência merece atenção redobrada no sentido de evitar complicações irreversíveis ou mesmo fatais às pessoas acometidas pela patologia psiquiátrica destituída se tratamento suficiente e eficaz.
3. A falta de tratamento apropriado para o transtorno depressivo pode levar a um aumento significativo no risco do indivíduo desenvolver complicações cerebrais adversas.
4. A existência de outros transtornos mentais, tais como ansiedade ou o abuso de substâncias psicoativas, pode resultar na coocorrência dessas condições com a desordem cerebral em questão. Tal fato acarreta uma elevaáço considerável do risco associado aos danos cerebrais provocados pelo distúrbio mental diagnosticado previamente.
5. Existem fatores genéticos que podem influenciar na probabilidade de uma pessoa desenvolver depressão, sendo o histórico familiar da doença um desses elementos. Indivíduos com antecedentes de familiares sofrendo deste distúrbio psicológico apresentam maior predisposição em sofrer danos cerebrais decorrentes da enfermidade,

quando comparados a outros sujeitos sem herança paterna ou materna relacionada à condição clínica citada anteriormente. Cabe ressaltar que há casos em que indivíduos diagnosticados com depressão não manifestam lesões cerebrais, sendo crucial salientar a relevância de uma abordagem terapêutica eficaz e acompanhamento especializado para mitigação desses riscos. Deve ser enfatizada a importância da detecção precoce dos sintomas, diagnóstico cuidadoso e adesão ao tratamento na minimização do impacto negativo no funcionamento cerebral decorrente deste transtorno.

Capítulo 8: Os efeitos devastadores da depressão no processamento emocional

A manifestação da depressão pode provocar um notável impacto no processamento emocional do indivíduo. Esses efeitos podem ser caracterizados como:

1. Viés negativo: Indivíduos deprimidos podem ter uma tendência a processar e interpretar informações de maneira mais negativa, percebendo o mundo ao seu redor de forma mais pessimista.

2. Uma tendência a interpretar eventos de forma distorcida, interpretando-os sempre sob uma ótica pessimista ou negativa.

3. A diminuição generalizada na capacidade de sentir prazer em atividades que antes eram consideradas gratificantes.

4. Um alto nível de apatia associado à falta geral de energia física e mental.

5. estudos têm demonstrado conexões entre os sintomas citados acima com outras complicações médicas tais como doenças cardiovasculares o diabetes mellitus tipo 2,cujo controle exige avaliação específica destas possibilidades .

6. Desafios com a regulação emocional: Indivíduos que sofrem de depressão muitas vezes enfrentam obstáculos ao tentar regular suas emoções. Isso às vezes pode resultar em mudanças de humor prolongadas e intensas que são difíceis de gerenciar.

7. Dificuldade em reconhecer e expressar emoções: A depressão pode dificultar a capacidade de uma pessoa reconhecer e expressar suas próprias emoções, levando a uma sensação de entorpecimento emocional.

8. Sensibilidade aumentada à emoção negativa: Pessoas com depressão podem ser mais sensíveis a estímulos emocionais negativos, o que pode amplificar a intensidade das emoções negativas. Os efeitos decorrentes da depressão podem ter um impacto extremamente relevante tanto na qualidade de vida como no funcionamento diário do indivíduo afetado. Por isso, é imprescindível buscar ajuda profissional para conseguir lidar com estes desafios emocionais e alcançar o suporte adequado que permita tratar adequadamente a enfermidade em questão.

Capítulo 9:
Tratamentos atuais para depressão: desafios e perspectiva

A depressão pode ser abordada por vários meios, incluindo terapia, medicação, modificações no estilo de vida e apoio emocional. No entanto, apesar dos avanços na pesquisa e tratamento do transtorno depressivo; Desafios significativos ainda precisam ser superados. Um dos principais obstáculos enfrentados é a entrada limitada na terapia. Uma multidão de indivíduos que lutam contra a depressão são privados do tratamento ideal, em grande parte devido a restrições como obstáculos financeiros, restrições geográficas ou culturais. Além disso, percepções errôneas e atitudes negativas em relação à saúde mental podem dissuadir os necessitados de procurar assistência. Um outro desafio decorre da eficácia limitada dos tratamentos disponíveis. Embora a terapia e a medicação possam ser bem-sucedidas para muitos indivíduos que lutam contra a depressão, elas não são universalmente eficazes. Além disso, certos medicamentos antidepressivos podem desencadear efeitos colaterais graves, enquanto as sessões de terapia de fala geralmente têm um alto custo e exigem compromissos de tempo suficientes. Ainda assim, uma luz no fim do túnel brilha. Incansavelmente, a pesquisa continua desvendando novas opções de tratamento para lidar com essa terrível aflição que é a depressão - como as terapias psicodélicas e elétricas ou mesmo o poder imersivo da realidade virtual. Ademais, um movimento crescente reconhece cada vez mais o papel crucial do suporte emocional e descobriu os benefícios transformadores dos cuidados pessoais na prevenção e combate dessa doença debilitante.

Olhando para o futuro, a perspectiva é otimista de que, com o passar do tempo, os tratamentos para a depressão se tornarão cada vez mais atingíveis e eficazes – adaptados para atender às necessidades únicas de cada indivíduo. Como tal, continua a ser vital que continuemos a investir em investigação que possa melhorar a nossa compreensão das questões de saúde mental; ao mesmo tempo em que promove a educação sobre esses temas, de modo a aumentar a conscientização sobre o tratamento eficaz da depressão. Existem diferentes modalidades de tratamento para a depressão, as quais podem ser aplicadas com base no histórico clínico e quadro apresentado pelo paciente. Tanto o emprego integrado como separadamente das variações terapêuticas pode contribuir significativamente na busca pela recuperação do indivíduo afetado por esta enfermidade tão delicada. Abaixo encontram - se listados os tratamentos mais comuns:

Medicamentos

Os antidepressivos são considerados uma opção viável no tratamento da condição debilitante que é a depressão. Estes medicamentos de prescrição funcionam restaurando o equilíbrio para os níveis de serotonina e noradrenalina, dois neurotransmissores vitais responsáveis por regular o humor e a expressão emocional no cérebro. Através de seu mecanismo de ação direcionado, os medicamentos antidepressivos podem fornecer o alívio muito necessário dos sintomas associados à depressão, ajudando os indivíduos a recuperar o controle sobre suas vidas mais uma vez.

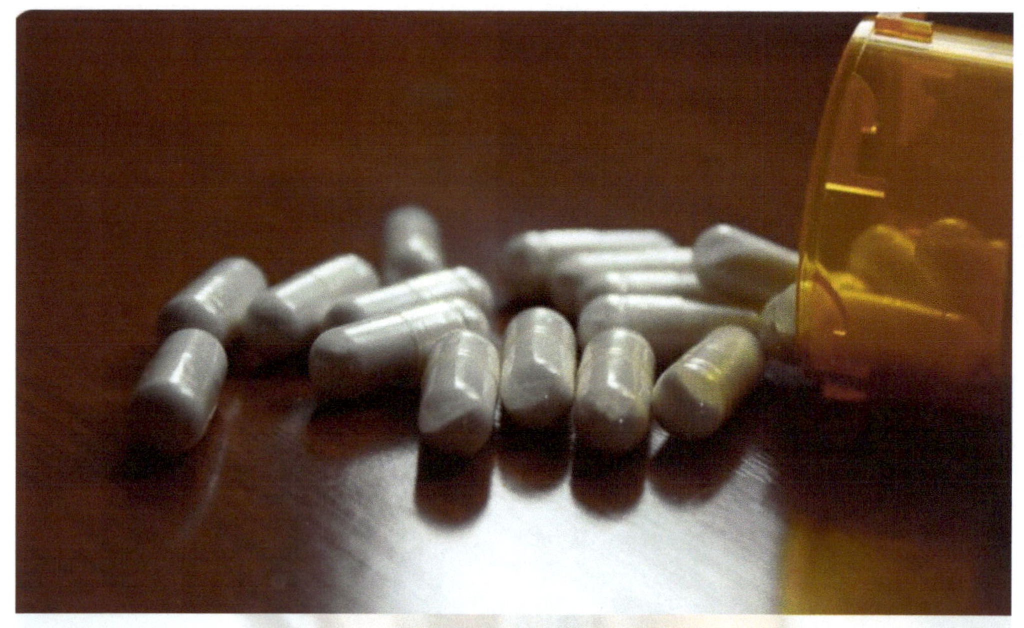

Medicamentos:

Os antidepressivos são considerados uma opção viável no tratamento da condição debilitante que é a depressão. Estes medicamentos de prescrição funcionam restaurando o equilíbrio para os níveis de serotonina e noradrenalina, dois neurotransmissores vitais responsáveis por regular o humor e a expressão emocional no cérebro. Através de seu mecanismo de ação direcionado, os medicamentos antidepressivos podem fornecer o alívio muito necessário dos sintomas associados à depressão, ajudando os indivíduos a recuperar o controle sobre suas vidas mais uma vez. É importante ressaltar que o uso de antidepressivos deve ser supervisionado por um profissional de saúde qualificado, pois cada pessoa pode responder de maneira diferente a esses medicamentos e podem ocorrer efeitos colaterais indesejados. Além disso, é essencial combinar o tratamento medicamentoso com outras formas de terapia, como a terapia cognitivo-comportamental, a fim de obter os melhores resultados no tratamento da depressão.

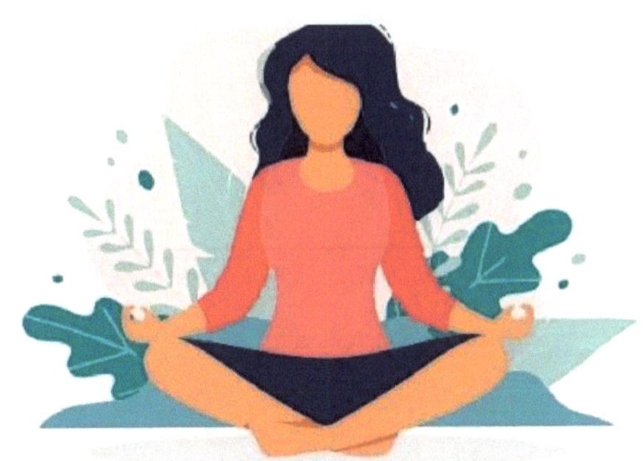

Em caso de emergência emocional:
Expire todo o ar do pulmão, inspire por 4 segundos,
gure o ar por 7 segundos e expire por mais 8 segundos.
Se necessário, repita o processo.

Exercícios físicos

A prática regular de exercícios tem sido associada à redução dos sintomas de depressão e ansiedade, melhorando o humor e o bem-estar.

A atividade física estimula a liberação de endorfinas, substâncias químicas do cérebro que reduzem o estresse e melhoram o humor.

Além disso, o exercício regular pode aumentar a autoestima e proporcionar uma sensação de conquista e melhoria na aparência física.

Incluir exercícios físicos na rotina diária é uma ótima opção para melhorar o estado mental e emocional de forma natural.

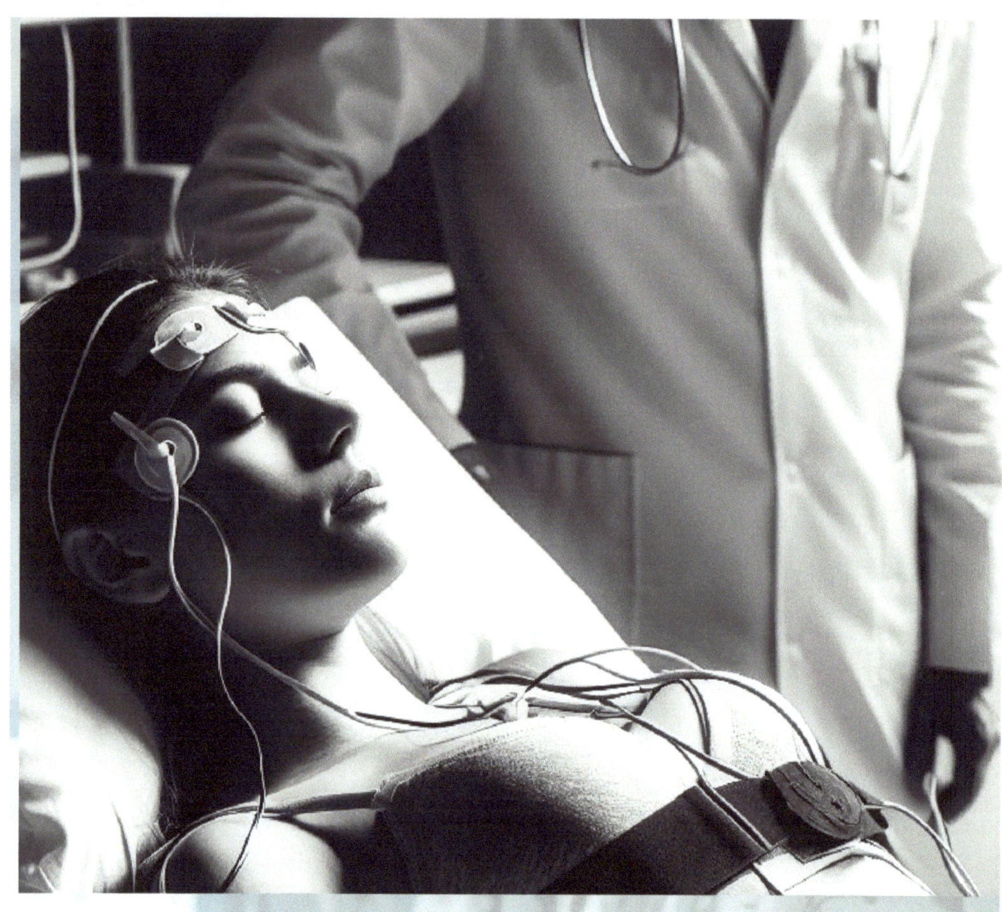

Terapia Eletroconvulsiva (ECT)

A terapia de eletrochoque (ECT) é considerada uma alternativa eficaz para pacientes que apresentam resistência a outras modalidades de tratamento. Esse procedimento, implementado sob condições controladas com anestesia geral, envolve a aplicação cuidadosa de corrente elétrica no cérebro do paciente para induzir convulsões precisas. Embora seja um método controverso, pode oferecer alívio significativo da depressão em questão algumas semanas após as sessões serem realizadas.

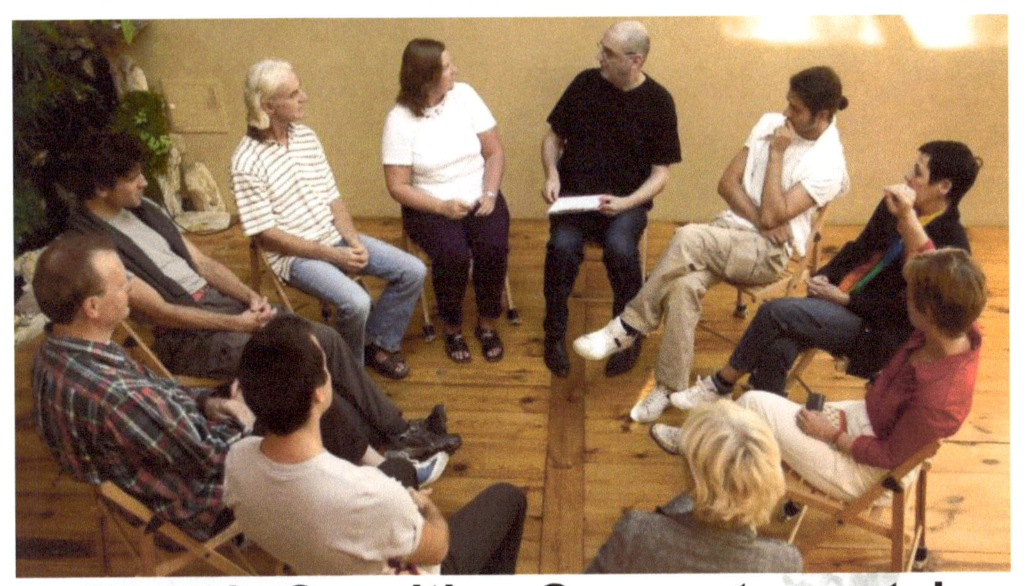

Terapia Cognitivo-Comportamental (TCC)

A Terapia Cognitivo-Comportamental (TCC) é um modelo terapêutico avançado que auxilia o paciente a identificar e reconhecer padrões de pensamento e comportamentos negativos. Através da TCC, é possível modificar tais modelos prejudiciais ao bem-estar emocional do indivíduo em questão.

A TCC tem se mostrado uma estratégia efetiva no tratamento clínico complementar para casos depressivos, sendo frequentemente utilizada em conjunto com outras abordagens terapêuticas. A combinação dessas abordagens tem demonstrado resultados exitosos na prática especializada dos profissionais dessa área. Os profissionais aplicam a TCC de forma personalizada, adaptando-a às necessidades específicas de cada paciente. Durante as sessões de TCC, o paciente é encorajado a explorar e desafiar seus pensamentos negativos, substituindo-os por pensamentos mais realistas e saudáveis. Além disso, a TCC também inclui técnicas comportamentais, como o desenvolvimento de habilidades de enfrentamento e a promoção de atividades que tragam prazer e bem-estar. Essas abordagens combinadas ajudam a reduzir a intensidade dos sintomas depressivos e a melhorar a qualidade de vida do paciente.

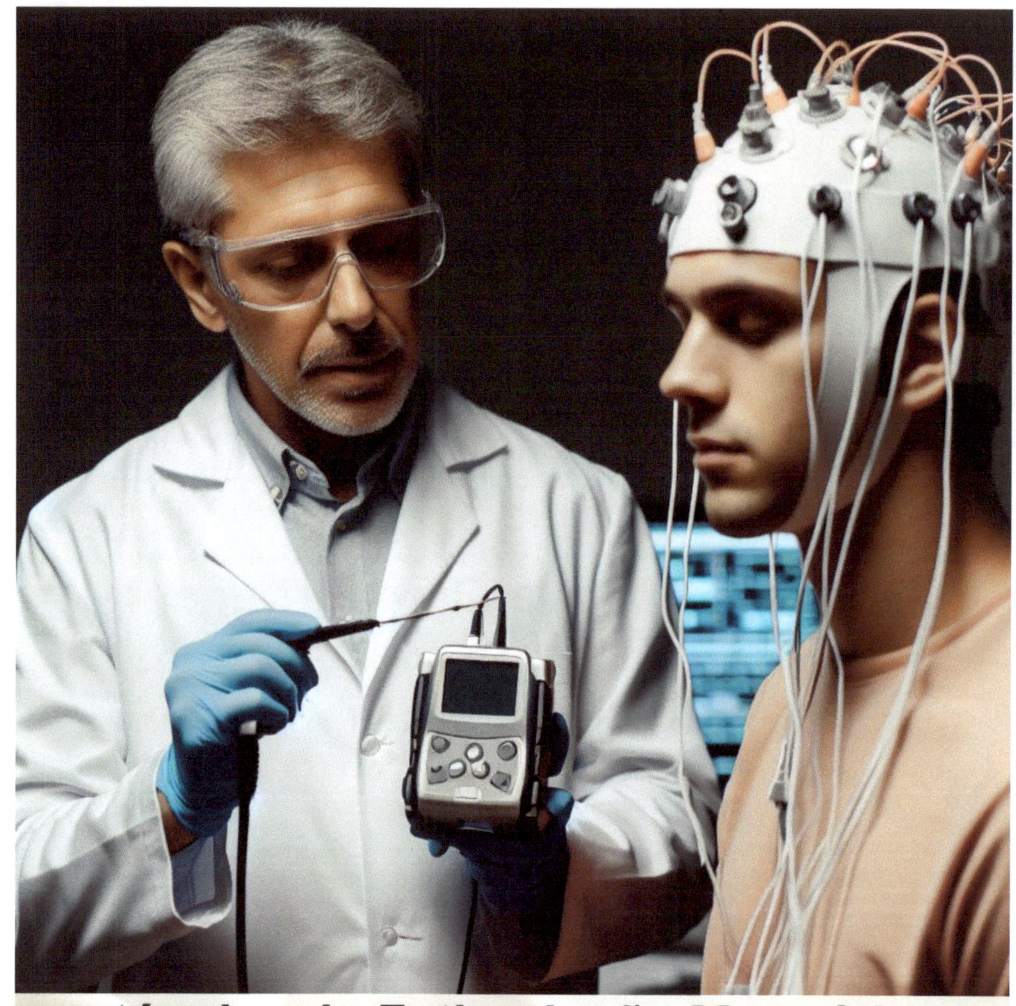

técnica de Estimulação Magnética Transcraniana (TMS)

É uma técnica considerada não invasiva, pois utiliza a aplicação de campos magnéticos direcionados para atuar em áreas específicas do cérebro. Esta forma terapêutica pode ser adequada para pacientes com depressão que apresentam resistência aos tratamentos convencionais disponíveis na área médica e psiquiátrica tradicionais.

Capítulo 10: Efeitos da depressão na vida diária:

Trabalho

A depressão pode afetar a produtividade e a capacidade de ter sucesso na carreira. Quando uma pessoa está lidando com a depressão, pode ser difícil se concentrar, encontrar motivação e manter um desempenho consistente no trabalho. Além disso, a depressão pode afetar negativamente a autoestima e a confiança, o que pode prejudicar ainda mais o crescimento profissional.

Vida social

O isolamento social é um dos efeitos mais comuns da depressão e pode levar a um ciclo de tristeza, ansiedade e depressão. Quando alguém está lutando contra a depressão, é comum que se sinta desinteressado em participar de atividades sociais, encontrar amigos ou até mesmo manter relacionamentos próximos. A falta de conexão social pode agravar os sintomas da depressão e dificultar a recuperação.

Relacionamentos

A depressão pode ter um impacto significativo nos relacionamentos interpessoais. A pessoa que está deprimida pode ter dificuldade em se envolver emocionalmente, perder o interesse em atividades compartilhadas e até mesmo se afastar dos entes queridos. Esses sintomas podem levar a conflitos, falta de compreensão e uma diminuição na qualidade dos relacionamentos. É importante buscar apoio e compreensão durante esse período desafiador.

Capítulo 11: Abordagens revolucionárias no tratamento da depressão

Pesquisadores estão estudando formas novas de tratar a depressão. Uma dessas formas é o uso do gás nitroso, também chamado de "gás do riso", em voluntários com dificuldades para combater a doença. Ele funciona interagindo com vários receptores das células cerebrais e pode melhorar os sintomas dentro de algumas horas depois da exposição ao gás. Isso foi descoberto por um estudo publicado na revista Molecular Psychiatry. Uma abordagem magnética para o tratamento da depressão está na Estimulação Magnética Transcraniana (EMT), onde áreas estratégicas do cérebro são direcionadas e estimuladas com poderosos campos magnéticos. Este método inovador é perfeito para pacientes que não responderam favoravelmente aos tratamentos convencionais, oferecendo uma nova esperança para um amanhã mais brilhante! Além disso, terapias alternativas como acupuntura, yoga, Reiki e meditação são métodos excepcionais de auxílio no tratamento da depressão. Essas práticas têm uma capacidade única de proporcionar relaxamento e cultivar a tranquilidade dentro da mente e do corpo de um indivíduo; produzindo resultados benéficos no combate aos sintomas depressivos. A flor do conhecimento científico vem desabrochando incessantemente novas perspectivas no âmbito das terapias inovadoras destinadas ao tratamento de indivíduos afligidos pela depressão. Entre diversas abordagens que se destacam, podemos elencar as seguintes: A magnífica Estimulação Magnética Transcraniana (EMT): Empregando o poder dos campos magnéticos, a EMT é uma técnica não invasiva que tem como alvo habilmente regiões específicas do cérebro.

Esta abordagem provou ser imensamente benéfica como uma terapia alternativa para casos que sofrem de depressão que não respondem a técnicas e tratamentos anteriores. Várias abordagens pioneiras no tratamento da depressão estão sendo investigadas atualmente. Um desses métodos envolve o uso de óxido nitroso, coloquialmente chamado de "gás do riso", em uma coorte de voluntários que estavam enfrentando dificuldades para tratar seus sintomas de depressão. De acordo com a pesquisa publicada na psiquiatria molecular, o óxido nitroso interage com um maior número e variedade de receptores NMDA de glutamato dentro das células cerebrais que tende a resultar em alívio dos sintomas apenas algumas horas após a exposição a esta substância notável ter ocorrido. Estudos recentes têm se aprofundado no potencial terapêutico de substâncias psicodélicas e da psilocibina, em particular, como tratamento para a depressão - particularmente casos que persistem apesar de outras formas de terapia. Neurofeedback: A vanguarda da terapia que emprega tecnologia sofisticada para induzir a regulação precisa e efetiva do fluxo cerebral, mitigando os sintomas opressivos da depressão. Incorporando intervenções de Mindfulness: A integração de práticas de mindfulness e meditação em programas de tratamento da depressão revelou benefícios significativos para o controle dos sintomas. Essas abordagens inovadoras marcam uma nova fronteira no tratamento da depressão, trazendo esperança aos pacientes que não respondem bem aos métodos convencionais. É crucialmente importante notar que essas terapias são geralmente administradas sob supervisão médica especializada e dentro de contextos de pesquisa clínica. Curiosamente, tanto a compreensão quanto a aceitação de tais técnicas pioneiras estão crescendo constantemente – potencialmente revolucionando a forma como tratamos essa condição avançando para dias mais brilhantes pela frente.

Capítulo 12: Perspectivas futuras para o tratamento da depressão

As perspectivas futuras para o tratamento da depressão são brilhantes, com avanços significativos sendo feitos tanto na compreensão da doença quanto no desenvolvimento de novas abordagens terapêuticas. Entre esses caminhos promissores incluem-se: Imaginamos uma abordagem de tratamento mais focada no indivíduo, impulsionada pelo progresso avançado da genômica e medicina personalizada. Esperamos que a depressão seja combatida com um cuidado minucioso das particularidades biológicas e genéticas únicas dos pacientes. Terapias inovadoras baseadas em neurociência: À medida que nossa compreensão do intrincado funcionamento dos circuitos cerebrais relacionados à depressão se expande, um caminho para terapias direcionadas avançadas, como estimulação cerebral profunda e modulação específica de circuito, está se abrindo.

1. Intervenções Digitais: A utilização de aplicativos, plataformas on-line e dispositivos interconectados para administrar intervenções terapêuticas e, ao mesmo tempo, monitorar os sintomas da depressão está se proliferando rapidamente. Esta modalidade de intervenção inovadora utiliza novas vias de acesso a alternativas de tratamento.

2. A incorporação de uma miríade de abordagens terapêuticas, como psicoterapia, medicamentos, regimes de atividade física, orientação nutricional e práticas de autocuidado nas modalidades de tratamento da depressão, vem ganhando maior significado. Essa mudança de paradigma em direção às Abordagens Integrativas ressalta a importância da implementação de vários modos no tratamento dessa doença mental debilitante.

Terapias revolucionárias: Além das abordagens citadas anteriormente, como a Estimulação Magnética Transcraniana (EMT) e a Terapia Psicodélica, outras terapias inovadoras estão sendo exploradas. Estes incluem Terapia de Realidade Virtual e Terapia de Luz.

Essas perspectivas refletem um cenário em constante evolução, com a promessa de oferecer opções mais eficientes, personalizadas e acessíveis para o tratamento da depressão. À medida que as pesquisas avançam e novas descobertas são feitas, é provável que ainda mais inovações surjam neste campo - trazendo esperança para aqueles que sofrem dessa condição.

Capítulo 13: Formação de memórias e depressão:

A formação de memórias e a depressão estão intrinsecamente ligadas de inúmeras maneiras. As memórias representam um dos processos psicobiológicos mais importantes, responsável por adquirir, armazenar e recordar informações cruciais para a nossa existência. No entanto, a depressão pode prejudicar significativamente tanto a memória episódica quanto a lembrança autobiográfica dela – a própria base sobre a qual a memória vital é construída. Torna-se claro que examinar como as memórias se formam pode informar muito nossa compreensão dessa aflição sombria conhecida com muita frequência em toda a sociedade de hoje como "depressão". Estudos recentes forneceram insights sobre a intrigante noção de que a depressão pode estar intrinsecamente associada a alterações na formação, recuperação e processamento da memória. O mecanismo fundamental implicado na consolidação da memória declarativa de longo prazo é a aprendizagem consolidada. No entanto, tem sido observado que algumas formas de transtornos depressivos podem precipitar um tipo de declínio cognitivo de nível micro (comumente conhecido como pseudodemência) que tem semelhança com a perda de memórias relacionada à demência. Além disso, a depressão tem o potencial de desencadear alterações cognitivas, como prejuízos na memória e atenção. A pesquisa também indica que a depressão pode trazer mudanças dentro do hipocampo - uma estrutura cerebral incrivelmente específica que desempenha um papel crucial na formação de memórias. Além disso, as ondas do ciclo do sono são absolutamente vitais para ativar memórias emocionais e solidificá-las ao longo da noite.

É indiscutível que existe uma íntima relação entre um treinamento de memórias e a depressão. É fundamental compreender esta conexão para alcançar tratamentos eficazes no combate a essa doença incapacitante. Considerando os principais pontos dessa interconexão, podemos destacar algumas das seguintes considerações:

1. Quando se trata das chamadas "memórias negativas", é conhecido o fato de que indivíduos acometidos por depressão apresentam uma maior propensão em recordar experiências desagradáveis e eventos infelizes, os quais proporcionaram dor emocional. Evidencia-se, pois, que tal predisposição tende a favorecer na persistência do estado depresivo.

2. As memórias autobiográficas podem ser influenciadas pela depressão, resultando em possíveis distorções cognitivas que propiciam a recordação tendenciosa de eventos passados com viés negativo e prejudicando o acesso às lembranças do mesmo período mais positivas.

3. A capacidade do cérebro de formar novas conexões entre neurônios é chamada plasticidade sináptica e está diretamente associada ao processo de memorização. A partir da alteração na habilidade cerebral em estabelecer essas ligações, podem ser desencadeados processos fisiológicos subjacentes ligados a transtornos como a depressão.

4. Os neurotransmissores, tais como a serotonina, dopamina e noradrenalina, desempenham um papel essencial na regulação do humor e no fortalecimento da memória. A formação de lembranças duráveis e o desenvolvimento da depressão também estão intimamente ligados à presença dessas substâncias químicas em nosso organismo. Em outras palavras, os neurotransmissores são responsáveis por regular importantes funções emocionais que impactam significativamente nossa qualidade de vida.

As Terapias Baseadas em Memória são abordagens terapêuticas úteis para tratar a depressão que se concentram no ajuste dos padrões de pensamento negativos e distorcidos. Uma dessas estratégias é conhecida como terapia cognitivo - comportamental, na qual o objetivo principal é modificar as memórias da pessoa com tendência à pessimismo exagerado por meio do processo de reestruturação das mesmas. Além disso, essa técnica visa promover uma perspectiva mais equilibrada sobre os eventos passados para ajudar a lidar melhor com possíveis crises futuras. Assim sendo, é importante destacar que a interligação entre o processo de formação das memórias e os casos de depressão apresenta um grau de complexidade elevado, razão pela qual ainda está em fase intensiva investigativa. É plausível afirmar que o entendimento dos mecanismos pelos quais as lembranças são moldadas e trabalhadas em indivíduos afetados por quadros depressivos pode proporcionar descobertas valiosas para a concepção de abordagens terapêuticas inovadoras bem como estratégias eficazes no âmbito da intervenção clínica. A criação de memórias e a depressão existem em uma complexa teia de interconectividade. As memórias são fundamentais para a nossa psicobiologia, pois facilitam a aquisição, armazenamento e recuperação de informações cruciais para a nossa compreensão de nós mesmos e do mundo ao nosso redor. Infelizmente! A depressão pode lançar sua sombra sobre esse precioso processo, interrompendo tanto a memória episódica (a capacidade de recordar experiências pessoais específicas) quanto a memória autobiográfica (nossa lembrança de eventos passados). O mecanismo primordial envolvido na formação de memórias declarativas de longa duração é a consolidação. No entanto, a depressão pode induzir um tipo de perda de memória (conhecida como pseudodemência) que se assemelha muito ao esquecimento relacionado à demência. Além disso, a depressão pode levar a prejuízos cognitivos, como déficits nas habilidades de atenção e recordação. A pesquisa também indicou que a depressão pode causar mudanças significativas dentro do hipocampo, uma estrutura altamente especializada no cérebro responsável pela formação da memória. Além disso, descobriu-se que os ritmos do ciclo do sono são cruciais para ativar e consolidar memórias emocionais durante o sono noturno. Assim sendo, é inegável que a construção das memórias e o transtorno depressivo apresentam uma conexão profunda. Compreender tal vínculo pode representar um fator determinante para tratar eficazmente esse distúrbio psicológico complexo.

Capítulo 14: Manobras terapêuticas inovadoras e direcionadas para o controle da depressão

Diversas estratégias terapêuticas existem para o combate à abominável depressão, podendo ser empregadas de modo isolado ou em conjunto. A escolha desses médotos dependerá, naturalmente, das necessidades peculiares do paciente submetido ao tratamento. Entre as diversas alternativas disponíveis no arcabouco da arte terapêutica destacam-se certos recursos bastante utilizados pelos especialistas:

- Existem diversas estratégias terapêuticas disponíveis para o tratamento da depressão, as quais podem ser empregadas individualmente ou em combinação. A seleção desses métodos é determinada pelas necessidades únicas do paciente que está sendo submetido ao tratamento. Dentre as várias alternativas presentes no conjunto de técnicas aplicáveis à prática clínica destacam-se certos recursos amplamente utilizados pelos profissionais especialistas na área:

- Terapia Interpessoal (TIP): Esta abordagem aprimora as relações interpessoais do paciente, auxiliando na identificação e abordagem de questões dentro de suas interações sociais. Os resultados positivos resultantes ajudam a reativar a depressão em seu núcleo.

- Terapia Comportamental: Esta abordagem inovadora para o tratamento terapêutico se concentra no refinamento de certos comportamentos que podem estar contribuindo para a depressão, como o sedentarismo ou o isolamento social. Ao abordar essas áreas específicas de frente e modificá-las com estratégias progressivas, os pacientes podem experimentar mudanças tangíveis em termos de seu bem-estar mental.

- A Terapia de Aceitação e Compromisso (ACT) atribui extrema importância à aceitação de experiências emocionais, bem como à identificação de valores pessoais. Ao fazê-lo, permite que os pacientes se comprometam totalmente com ações que se alinham com esses valores, apesar de quaisquer desafios impostos por suas emoções.

- Terapia de Grupo: Engajar-se em grupos terapêuticos pode oferecer apoio social inestimável, permitindo a troca de experiências e estratégias de enfrentamento que se mostram benéficas para inúmeros indivíduos que lutam contra a depressão.

- Intervenção farmacêutica: Em casos graves de depressão, a administração de medicamentos antidepressivos, como inibidores seletivos da recaptação da serotonina (ISRS) ou inibidores da recaptação de serotonina-noradrenalina (IRSN), pode ser aconselhada.

- Existem possibilidades de gerenciamento na Atenção Primária à Saúde (APS), através da implementação de intervenções psicossociais e medicamentosas, caso haja necessidade.

- Engajar-se em uma rotina consistente de exercícios pode impactar positivamente sua saúde mental e física, desencadeando a liberação de hormônios vitais, como serotonina e endorfinas. Estes mensageiros químicos são fundamentais no tratamento da depressão, ao mesmo tempo que melhoram o bem-estar geral.

- A arte ancestral da acupuntura possui o poder de aliviar uma vasta gama de sintomas que estão inerentemente ligados à enfermidade, tais como dores angustiantes, ansiedade debilitante e noites perturbadoras.

- A arte da meditação presenteia a pessoa com profunda autoconsciência e regulação emocional, abrindo caminho para uma maior confiança e um elevado senso de autoestima.

- Gerenciamento e intervenção na crise: Os Centros de Atenção Psicossocial (CAPS) têm a tarefa de oferecer suporte ambulatorial e escuta psicoterápica adaptada às necessidades específicas dos pacientes, alinhados à infraestrutura do serviço.
- Avaliando o risco de suicídio: É crucial perguntar abertamente sobre qualquer ideação ou planos suicidas. Se possível, a coleta de informações de membros da família/terceiros pode fornecer insights valiosos. Avaliar minuciosamente a probabilidade de o paciente tentar suicídio e seu grau de intencionalidade também são etapas essenciais nesse processo.
- Monitoramento/Prevenção: As responsabilidades da Atenção Primária à Saúde (APS) incluem detecção, manejo inicial, coordenação do cuidado e assistência longitudinal em casos de transtornos depressivos recorrentes. Além das abordagens citadas, outras estratégias terapêuticas como a estimulação magnética transcraniana (EMT) e a terapia psicodélica estão sendo exploradas como opções inovadoras para o tratamento da depressão.
- É de suma importância destacar que a seleção da estratégia terapêutica deve ser realizada juntamente com um profissional qualificado na área de saúde mental, levando em consideração as particularidades singulares do paciente bem como o grau severo da depressividade. Em diversas situações, uma junção multifacetada das abordagens terapêuticas pode proporcionar melhores resultados no combate à condição depressiva.

Capítulo 15: Efeitos reversíveis da depressão no cérebro

A depressão pode induzir várias modificações no cérebro. Pode, por exemplo, resultar em uma inflamação cerebral significativa predominantemente entre aqueles que viveram com depressão não tratada por períodos substanciais de tempo. Além disso, a depressão pode levar ao encolhimento de inúmeras áreas dentro do cérebro, incluindo, mas não se limitando a partes cruciais, como o hipocampo responsável pela memória e aprendizagem e o córtex pré-frontal envolvido em processos de pensamento de alto nível e atividades de planejamento em níveis avançados. No entanto, é imperativo notar que os efeitos da depressão no cérebro são reversíveis com o tratamento adequado. Este fenômeno ocorre devido à rápida geração de novas conexões entre as células em certas áreas, como o hipocampo dentro do cérebro. Assim, embora a depressão possa causar danos a esse órgão vital, há um vislumbre de esperança de que os tratamentos atuais ou futuros possam ajudar a reverter ou prevenir algumas dessas alterações cerebrais. A depressão pode produzir efeitos reversíveis no cérebro, particularmente quando tratada precoce e adequadamente. Entre elas estão incluídas algumas das várias alterações neurológicas causadas pela depressão: A depressão pode induzir várias modificações no cérebro. Pode, por exemplo, resultar em uma inflamação cerebral significativa predominantemente entre aqueles que viveram com depressão não tratada por períodos substanciais de tempo. Além disso, a depressão pode levar ao encolhimento de inúmeras áreas dentro do cérebro, incluindo, mas não se limitando a partes cruciais, como o hipocampo responsável pela memória e aprendizagem e o córtex pré-frontal envolvido em processos de pensamento de alto nível e atividades de planejamento em níveis avançados. No entanto, é imperativo notar que os efeitos da depressão no cérebro são reversíveis com o tratamento adequado. Este fenômeno ocorre devido à rápida geração de novas conexões entre as células em certas áreas, como o hipocampo dentro do cérebro.

Assim, embora a depressão possa causar danos a esse órgão vital, há um vislumbre de esperança de que os tratamentos atuais ou futuros possam ajudar a reverter ou prevenir algumas dessas alterações cerebrais. A depressão pode produzir efeitos reversíveis no cérebro, particularmente quando tratada precoce e adequadamente. Entre elas estão incluídas algumas das várias alterações neurológicas causadas pela depressão:

1. Plasticidade sináptica: A depressão pode afetar a plasticidade sináptica, que se refere à capacidade do cérebro de formar novas conexões entre os neurônios. No entanto, com o tratamento adequado, como terapia e/ou medicação, a plasticidade sináptica pode ser restaurada, permitindo a formação de novas conexões e a recuperação de processos cognitivos.

2. Neurogênese: Estudos sugerem que a depressão pode diminuir a neurogênese, ou a formação de novos neurônios no cérebro. No entanto, o tratamento da depressão pode promover a neurogênese e contribuir para a recuperação das funções cerebrais.

3. A Atrofia do Hipocampo: A depressão está ligada à deterioração do intrincado hipocampo, uma região do cérebro conhecida por regular o humor e codificar memórias. No entanto, pesquisas convincentes sugerem que o tratamento da depressão pode reverter parcialmente esse fenômeno atrófico na área do hipocampo - restaurando sua função ideal mais uma vez.

4. Regulação neuroquímica: A depressão está ligada a desequilíbrios nos neurotransmissores de serotonina, dopamina e noradrenalina. Restaurar a regulação neuroquímica através do tratamento da depressão pode efetivamente ajudar a recuperação da função cerebral.

5. Redução da inflamação: A depressão tem sido associada a processos inflamatórios no cérebro.

1. O tratamento da depressão pode ajudar a mitigar a inflamação, protegendo assim as células cerebrais e promovendo a recuperação. É importante ressaltar que a reversibilidade dos efeitos da depressão no cérebro pode variar de acordo com a gravidade da condição, a duração do quadro depressivo e a eficácia do tratamento. Além disso, um tratamento integrado, que combina terapia, medicação, mudanças no estilo de vida e apoio social, é a melhor forma de recuperar-se dos danos causados pela depressão no cérebro.

Capítulo 16: Revitalizando o cérebro e aliviando a depressão

Os efeitos insidiosos da depressão no cérebro podem levar a uma série de alterações formidáveis, como inflamação cerebral e redução deletéria de vários componentes vitais, incluindo o hipocampo e o córtex pré-frontal. No entanto, há luz no fim deste túnel sombrio - a esperança brota eterna com o tratamento adequado, levando a impactos notavelmente reversíveis nessas vias neurais angustiadas. Existem diversas formas de tratar a depressão, desde terapia cognitivo-comportamental até o uso de antidepressivos. Essas soluções podem ser muito efetivas na restauração das mudanças cerebrais negativas causadas pela doença, proporcionando a remodelagem tão necessária às estruturas do cérebro. O hipocampo possui uma notável capacidade de forjar rapidamente novas ligações Interneurais - uma característica excepcional entre as regiões do cérebro. Consequentemente, embora a depressão possa infligir danos às intrincadas redes do nosso cérebro, ainda há motivos para otimismo de que os remédios atuais ou futuros possam servir como antídotos contra esses desequilíbrios encefálicos. Além disso, um estudo conduzido pelo renomado médico americano John Greden, da Universidade de Michigan, em 2019, envolvendo 1.167 pacientes, revelou que aqueles submetidos a tratamento farmacogenético guiado exibiram taxas de melhora superiores a 50% em 50% já na oitava semana - uma prova inegável da eficácia e potência dessa terapia para indivíduos que lutam contra a depressão. Sendo assim, é de suma importância frisar que, apesar da depressão poder causar efeitos expressivos no cérebro do indivíduo afetado por essa condição clínica, a reversibilidade desses efeitos pode ser alcançada mediante utilização do tratamento adequado. Ademais, destaca-se que a regeneração cerebral - também chamada de neurogênese - tem sido objeto central em inúmeros estudos sobre o cuidado com portadores dessa enfermidade psicológica tão debilitante. Ainda referente à neurogênese cabe ressaltarmos sua capacidade singular para gerar novos neurônios bem como promover modificações cruciais na plasticidade mental dos pacientes sob consideração; além disso tange importante papel relacionando-se diretamente com um eficaz processo restaurador das funções cognitivas e emocionais abaladas pela patologia supramencionada. Dentro do âmbito da depressão, a regeneração cerebral tem sido associada a potenciais benefícios no tratamento desta condição. Existem várias vias pelas quais o rejuvenescimento da mente pode ser correlacionado com a melhora dos estados depressivos: Os efeitos reverberantes da depressão na neurogênese têm sido estudados e descobriu-se que a formação de neurônios frescos no cérebro poderia ser impedida por essa condição de saúde mental. As implicações para a função cognitiva, bem como expressões sintomáticas pertencentes a tendências depressivas são profundas, merecendo um escrutínio mais atento de pesquisadores em todo o mundo. Efeitos dos tratamentos antidepressivos: Há algo notável acontecendo no campo dos tratamentos antidepressivos. Descobertas recentes sugerem que certos medicamentos, como inibidores seletivos da recaptação da serotonina (ISRSs), podem ser capazes de estimular o crescimento e o desenvolvimento de novos neurônios dentro de regiões cerebrais críticas responsáveis pela regulação emocional e elevação do humor - um fenômeno de neurogênese diferente de tudo o que vimos antes! Plasticidade sináptica: Além da neurogênese, a plasticidade sináptica – a capacidade do cérebro de formar novas conexões entre os neurônios – desempenha um papel crítico na regeneração e na recuperação das funções cerebrais. Tratamentos para depressão, como a terapia cognitivo comportamental, podem promover plasticidade sináptica, contribuindo para a adaptação efetiva e restauração da função neurológica normal. O potencial terapêutico: À medida que nossa compreensão dos mecanismos regenerativos do cérebro se expande, a pesquisa agora está se concentrando em possíveis intervenções terapêuticas que visam promover a neurogênese como parte do tratamento da depressão. Tais intervenções englobam uma variedade de abordagens, incluindo a utilização de fatores de crescimento neuronal, incorporando exercícios físicos e regimes de dieta, juntamente com técnicas de estimulação cerebral não invasivas. Apesar das evidências promissoras sobre o potencial terapêutico da regeneração cerebral no tratamento da depressão, é crucial notar que mais pesquisas são imperativas para uma compreensão abrangente dos mecanismos subjacentes e abordagens mais eficazes com foco específico na neurogênese. Além disso, a abordagem da depressão permanece multifacetada e envolve intervenções farmacológicas, psicoterapia, sistemas de apoio social, bem como mudanças no estilo de vida.

Capítulo 17: Esperança e recuperação: histórias de superação da depressão

A depressão é uma condição que pode ser extremamente desafiadora e debilitante, mas muitas pessoas conseguem superá-la e recuperar sua qualidade de vida. Aqui estão algumas histórias inspiradoras de pessoas que enfrentaram a depressão e encontraram esperança e recuperação:

- **Alice:** A primeira crise de depressão da jornalista Alice Albuquerque ocorreu em 2010, em meio a um momento profissional conturbado. Após uma conversa com uma ginecologista, Alice começou a tomarantidepressivos e conseguiu vencer a crise de depressão.

- **Maria José Pereira:** Maria José Pereira de Freitas, de 64 anos, desenvolveu depressão após a morte de seu filho mais velho. Apesar da dor e da tristeza, Maria José conseguiu superar a depressão com a ajuda de medicamentos e do apoio de sua família.

- **Ana Maria:** Ana Maria superou a depressão causada pela morte de seu pai. Com a ajuda de profissionais de saúde mental, Ana Maria conseguiu retomar sua vida e encontrar alegria novamente.

- **Sara Dias:** Sara Dias teve que superar a depressão e a dependência química para cuidar de sua filha. Com o apoio de profissionais de saúde mental e de sua família, Sara conseguiu superar seus desafios e retomar sua vida.

- **JK Rowling:** A autora de Harry Potter lutou contra a depressão durante anos, especialmente após o divórcio e a morte de sua mãe. Ela buscou ajuda profissional e encontrou maneiras de lidar com a condição, incluindo a escrita. Hoje em dia, ela é uma defensora da saúde mental e da importância de buscar ajuda quando necessário.

- **Dwayne "The Rock" Johnson:** O famoso ator e ex-lutador de wrestling falou abertamente sobre sua luta contra a depressão e a ansiedade, que começou após uma lesão que o impediu de seguir sua carreira no futebol americano. Ele procurou ajuda profissional e encontrou maneiras de lidar com a condição, incluindo a meditação e o exercício físico.

- **Lady Gaga:** A cantora e atriz enfrentou a depressão e a ansiedade desde a adolescência e buscou ajuda profissional para lidar com a condição. Ela é uma defensora da saúde mental e fundou a Born This Way Foundation, que se dedica a promover a saúde mental e o bem-estar.

- **Ryan Reynolds:** O ator canadense falou abertamente sobre sua luta contra a depressão e a ansiedade, que começou na adolescência. Ele encontrou maneiras de lidar com a condição, incluindo a terapia e a medicação, e é um defensor da importância de buscar ajuda profissional.

- **J.K. Simmons:** O ator vencedor do Oscar lutou contra a depressão e a ansiedade durante anos, especialmente após a morte de seu pai. Ele procurou ajuda profissional e encontrou maneiras de lidar com a condição, incluindo a meditação e o exercício físico.

Essas histórias de superação da depressão são um lembrete de que a recuperação é possível e que a busca por ajuda profissional pode fazer toda a diferença. Com o tratamento adequado e o apoio necessário, é possível encontrar esperança e recuperar a qualidade de vida.

Capítulo 18: PALAVRA DE ENCORAJAMENTO:

"Para aqueles que ainda se encontram lutando e para aqueles que ainda começarão a sua guerra contra a depressão, quero que saibam que vocês são mais fortes do que imaginam. A jornada rumo à recuperação pode ser desafiadora, mas cada passo dado em direção à busca de ajuda e autocuidado é um passo na direção certa. Lembrem-se de que vocês são capazes de superar essa condição e encontrar um caminho para a cura e a felicidade. Não se deixem abater pelas dificuldades. Acreditem em si mesmos e na sua capacidade de se recuperar. Vocês são valiosos e merecedores de uma vida plena e significativa. A cada dia, lembrem☐se de que a esperança está ao seu alcance. Continuem lutando, pois vocês são capazes de sair dessa e encontrar a luz no fim do túnel. Não importa o quão difícil possa parecer, nunca percam a fé em si mesmos. Lembrem-se de que a vida é uma jornada cheia de altos e baixos, mas que cada desafio é uma oportunidade para crescer e se tornar mais forte. Acreditem em seu potencial e nunca desistam de buscar a felicidade e a realização. Vocês são capazes de superar a depressão e encontrar a paz interior que tanto desejam. Acreditem em si mesmos, busquem ajuda profissional e nunca desistam de lutar pela sua felicidade. Vocês são fortes, corajosos e merecedores de uma vida plena e feliz. A vitória está ao seu alcance. Sigam em frente, pois vocês são capazes de alcançar tudo o que vocês almejarem".

Capítulo 19: Importância do apoio emocional e profissional

Amigos e Familiares

Ter o apoio emocional de amigos e familiares é essencial para a recuperação e prevenção da depressão.

Profissionais de Saúde Mental

Ter um profissional de saúde mental para ajudar a tratar a depressão é importante para tratar as causas subjacentes e desenvolver habilidades de longo prazo para gerenciar a doença.

Capítulo 20: Prevenção da depressão

Vida Saudável	Equilíbrio Emocional
Uma dieta saudável, exercício regular, e dormir bem podem ajudar a prevenir a depressão.	Encontrar formas saudáveis de lidar com o estresse e as emoções é importante para prevenir a depressão.
Manter uma dieta balanceada, rica em alimentos nutritivos como frutas, legumes e grãos integrais, é essencial para o funcionamento adequado do cérebro e a manutenção do equilíbrio químico no corpo. Além disso, a prática regular de exercícios físicos, como caminhadas, corridas ou atividades aeróbicas, pode aumentar a produção de neurotransmissores responsáveis pela sensação de bem-estar e ajudar a reduzir os sintomas da depressão.	O estresse e as emoções podem desempenhar um papel significativo no desenvolvimento da depressão. Quando não conseguimos lidar adequadamente com o estresse ou expressar nossas emoções de maneira saudável, podemos ficar mais suscetíveis a problemas de saúde mental, incluindo a depressão.
Além disso, uma boa noite de sono é fundamental para o bom funcionamento do cérebro e a saúde mental. O sono adequado permite que o corpo se recupere e restaura o equilíbrio emocional, ajudando a prevenir a depressão.	Também é importante buscar apoio social e emocional. Conversar com amigos, familiares ou profissionais de saúde mental pode ser uma maneira eficaz de expressar nossas emoções e obter suporte durante momentos difíceis. Além disso, adotar hábitos de vida saudáveis, como uma alimentação equilibrada, sono adequado e evitar o uso excessivo de substâncias como álcool e drogas, pode ajudar a fortalecer nossa resiliência emocional e reduzir o risco de desenvolver depressão.

Capítulo 21: Conclusão e principais pontos

Depressão é tratável	Procurar Ajuda	Apoio
Medicação, terapia, exercício e um estilo de vida saudável podem ajudar a tratar a depressão e melhorar a qualidade de vida.	Conversar com um profissional de saúde mental é importante para tratar a depressão e pode ajudar a prevenir a recorrência.	O apoio emocional de amigos e familiares é essencial para tratar a depressão e desenvolver habilidades a longo prazo para gerenciar a doença.

ESCRITO POR:

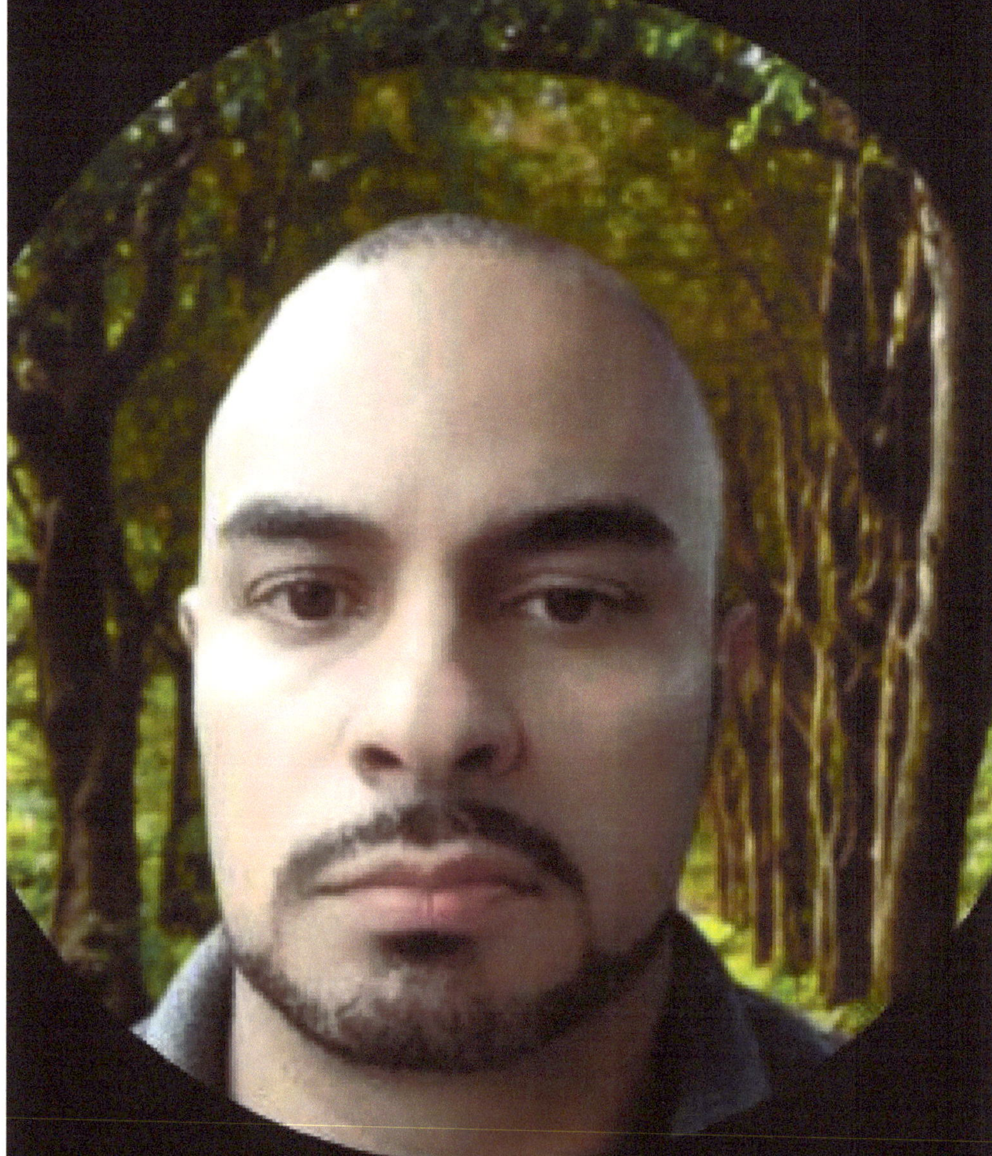

Vaneir Conceição

www.ingramcontent.com/pod-product-compliance
Lightning Source LLC
Chambersburg PA
CBHW040240240726
48664CB00001B/206